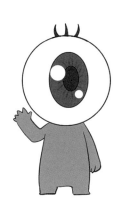
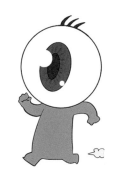

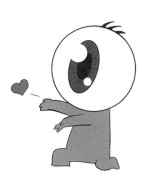
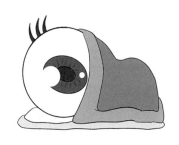

儿童青少年护眼秘籍

主 编 ◎ 张铭志 陈浩宇

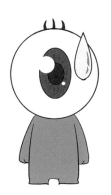
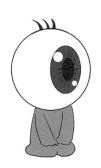
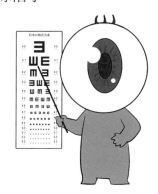

科学技术文献出版社

SCIENTIFIC AND TECHNICAL DOCUMENTATION PRESS

·北京·

图书在版编目（CIP）数据

儿童青少年护眼秘籍 / 张铭志，陈浩宇主编. —北京：科学技术文献出版社，2020.3

ISBN 978-7-5189-6337-9

Ⅰ . ①儿… Ⅱ . ①张… ②陈… Ⅲ . ①眼—保健—儿童读物 ②眼—保健—青少年读物 Ⅳ . ① R77-49

中国版本图书馆 CIP 数据核字（2019）第 286041 号

儿童青少年护眼秘籍

策划编辑：蔡 霞 责任编辑：蔡 霞 责任校对：张吲哚 责任出版：张志平

出 版 者	科学技术文献出版社
地 址	北京市复兴路15号 邮编 100038
编 务 部	（010）58882938，58882087（传真）
发 行 部	（010）58882868，58882870（传真）
邮 购 部	（010）58882873
官 方 网 址	www.stdp.com.cn
发 行 者	科学技术文献出版社发行 全国各地新华书店经销
印 刷 者	北京地大彩印有限公司
版 次	2020 年 3 月第 1 版 2020 年 3 月第 1 次印刷
开 本	880×1230 1/32
字 数	35千
印 张	3.5
书 号	ISBN 978-7-5189-6337-9
定 价	29.90元

主　编

张铭志　陈浩宇

副主编

张日平　林世斌

编　委

（汕头大学·香港中文大学联合汕头国际眼科中心专家团队，按照姓氏汉语拼音排序）

蔡建毫　陈桂玲　陈玉娜　段欣宁　公为芬
黄冰榕　黄文红　蒋晶晶　金飞燕　李　丹
李　妍　李瑾瑜　陆雪辉　孙丽霞　袁　琪
郑文娴

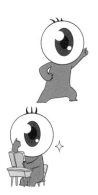

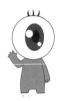

顾　问

刘礼深　黄丹斌　关少锋　邵德昌

统　筹

邓丹丹　邹金军　梅一帆　李少玲

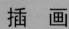

插　画

黄泽群

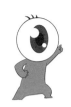

前　言

　　近年来，由于中小学生课内外负担加重，手机、电脑等电子产品的普及，以及用眼过度、用眼不卫生、缺乏户外活动和体育锻炼等因素，我国儿童青少年近视率居高不下，近视低龄化趋势日益明显，严重影响孩子身心健康，成为关系国家和民族未来的一个不容忽视的问题。据世界卫生组织报道，2020年全球近视眼的患病率为33%，而在东亚地区，包括中国，近视眼的患病率高达51.6%。目前我国近视患者达6亿之多。儿童青少年是祖国的未来和民族的希望。党和国家时刻心系祖国未来花朵的眼健康问题，2018年8月，习近平总书记强调，全社会都要行动起来，共同呵护好孩子的眼睛，让他们拥有一个光明的未来。

　　为贯彻落实习近平重要指示精神，切实加强新时代儿童青少年近视防控工作，教育部、国家卫生健康委员会等八个部门制定了《综合防控儿童青少年近视实施方案》。提出防控儿童青少年近视的阶段性目标，明确了家庭、学校、医疗卫生机构等各方面责任，并决定建立全国儿童青少年近视防控工作评议考核制度。方案提出，到2023年，力争实现全国儿童青少年总体近视率在2018年的基础上每年降低0.5个百分点以上，近视高发省份每年降低1个百分点以上。到2030年，实现儿童青少年新发近视率明显下降、视力健康整体水平显著提升，6岁儿童近视率控制在3%左右，小学生近视率控制在38%以下，初中生近视率控制在60%以下，高中生近视率控制在70%以下。

人类的衣食住行都离不开科学，爱科学就是爱生命，爱科学就是爱生活，爱科学就是爱国家。儿童青少年正处在学习科学的关键成长期，如果没有一双健康明亮的眼睛，这不仅将影响他们的一生，而且事关国家民族的未来。为推动儿童青少年眼健康科学普及，大力宣传和传播儿童青少年眼保健知识，强化"每个人是自身健康的第一责任人"意识，让孩子们养成主动学习掌握科学用眼、护眼知识的良好习惯。汕头市金平区科学技术协会和汕头大学·香港中文大学联合汕头国际眼科中心联合成立了眼健康科普教育编辑委员会，聘请汕头大学·香港中文大学联合汕头国际眼科中心眼科专家，精心编写了这本《儿童青少年护眼秘籍》科普读物。

本书收录了儿童青少年眼健康常见科普知识，作者根据儿童青少年眼健康的相关临床经验和科学原理，结合生动的原创漫画，深入浅出地对儿童青少年常见多发眼病进行了系统分析归纳和深入探讨，这对普及儿童青少年眼健康科普知识将是一次有益的尝试和探索。

普及眼健康科普知识，需要全社会共同参与。让我们一起行动起来，从我做起，从现在做起，共同打造更加光明美好的未来！

目录

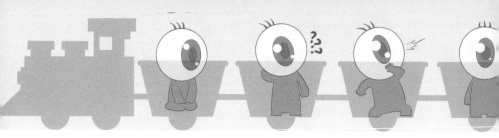

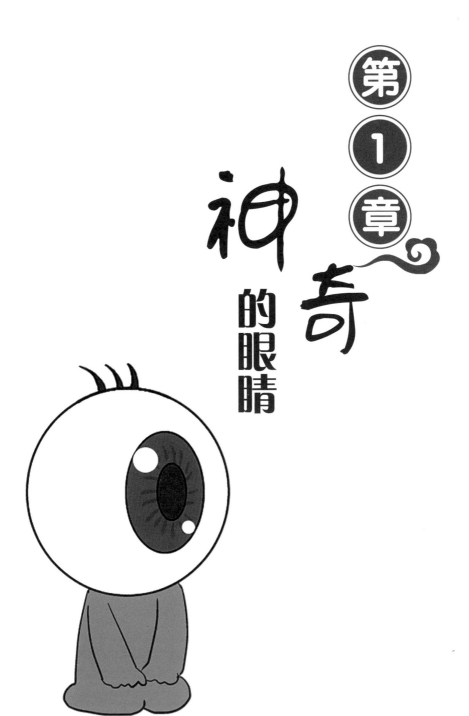

你们认识眼睛吗？

　　人的眼睛是近似于椭圆的球状体，圆鼓鼓的，用手轻轻在眼皮上摸一摸，就会发现它是有弹性的球体，因此眼睛又被称为眼球。

　　眼球的构造跟照相机很相似，角膜和晶状体构成了相机的镜头，能够把光线聚焦；巩膜和脉络膜精密地围起来，遮蔽了所有杂光的入射，制造了一间漆黑的暗室；外界的光线透过"镜头"聚焦在视网膜上，视网膜的神经细胞接收到光的信号后，通过视神经传递到大脑，再由我们的大脑视皮质进行整合形成了视觉。

你了解眼睛的精细构造吗？

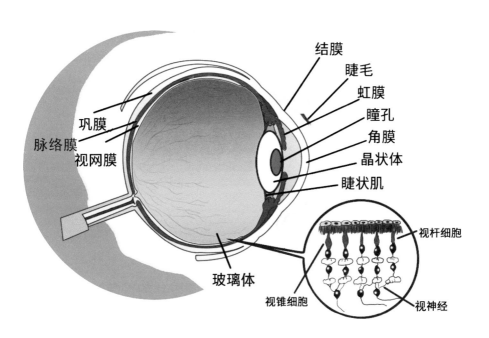

结膜
睫毛
虹膜
瞳孔
角膜
晶状体
睫状肌
巩膜
脉络膜
视网膜
玻璃体
视杆细胞
视锥细胞
视神经

　　把眼睛靠近镜子观察一下，在眼珠中间最黑的地方就是瞳孔，光线由此进入眼睛。用一只手电筒从眼睛旁侧照着瞳孔，你会发现瞳孔变小了。瞳孔就像是照相机的光圈，可调整大小，而且是全自动照相机，在光线亮的地方会缩小，在光线暗的地方会变大。

瞳孔的周围是虹膜，瞳孔的放大和缩小是由虹膜调节的。虹膜中有很多色素细胞，它决定了眼睛的色彩。我们看到不同人种的眼睛颜色不一样，白种人多数是淡蓝色，黄种人多数是棕色，就是由于他们虹膜所含色素不同造成的。

虹膜的颜色越深代表了虹膜色素细胞中含的色素越多，从而眼球的颜色也就越黑；虹膜的颜色越浅则虹膜色素细胞中含的色素越少，意味着眼球的颜色也就越淡。我们看到眼球的颜色也就是虹膜的颜色。

仔细看着眼球，你会发现虹膜的前面还有一层透明的膜，叫作角膜。角膜是全身最敏感的部位，如果有一粒小小的沙子进到眼睛里面，眼睛就会觉得很痛，这是因为角膜有非常丰富的神经末梢，受刺激后会引起强烈痛感。如果有风吹到角膜或者异物接触到角膜，眼睑便会不由自主地闭上，这是因为角膜的神经受到刺激，通过大脑控制眼睑的肌肉闭上眼睛以保护眼球。

除了敏感以外，角膜还是人眼中折光力最强的部分，所以，医生通过手术改变角膜的弯曲度进行近视矫正。

角膜的周围是眼白部分，叫巩膜。主要是由坚固的胶原纤维所组成，就像个坚固的堡垒，可以保护眼睛里面精细又脆弱的结构。

我们的眼睛既能够看清远处的物体，又能看清近处的物体，这是因为晶状体具有变形的作用。晶状体是一个双凸透镜，位于瞳孔的后面，在睫状肌的作用下可以变凸变平，这样就能把进入眼球的光线精确地聚焦在视网膜上。

晶状体和视网膜之间的是无色透明的玻璃

体。晶状体就像具有自动对焦功能的照相机的镜头一样，可以自动把光线聚焦。有时我们会听到"老花眼"，其实就是指晶状体变硬了，失去了自动聚焦的功能；如果晶状体失去透明性，变得混浊了，光线通过的时候受到干扰甚至透不过晶状体，患者就会看不清甚至看不见，这就是白内障。

眼睛最里面是一层视网膜，它的结构最为精细。视网膜是使我们感受到光的结构。光线经过角膜、晶状体后聚焦在视网膜上。视网膜有一种特殊的神经细胞——光感受器，可以把光的信号转换成神经信号，并且通过其他细胞的传递，将这些神经信号传到大脑，大脑从而接收了神经信号，就可以看见东西了。

认识了眼睛的构造后，让我们一起进一步来了解各种常见的眼病吧！

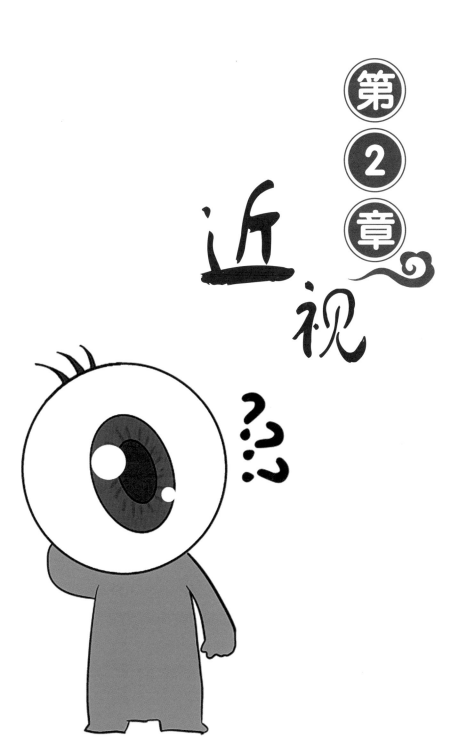

第 2 章

近视

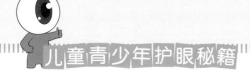

什么是正视、近视、远视、散光？

　　开学了，新来的班主任小李老师发现，班里的佳乐和小青经常漏写作业。小李老师觉得很奇怪，每次布置作业的时候，她都写在黑板上，为什么会出现这种情况呢？于是，小李老师把佳乐和小青叫过来了解情况。

　　佳乐告诉李老师："老师，我并不是故意漏写作业的，最近我总觉得眼睛不舒服！黑板的字都看不清，我得走到第一排去看才能看清。"

　　小青说："我也觉得最近黑板上的字看不清，而且写一会儿作业就觉得眼睛很模糊，很不舒服。"

　　小李老师听后，通知了佳乐和小青的爸爸妈妈，让他们带孩子去医院检查眼睛。

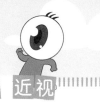

　　原来，佳乐和小青的眼睛都是因为屈光不正造成的，佳乐得了近视，而小青得了远视，需要进行治疗。

　　佳乐和小青就问，什么是屈光不正，什么是近视，什么是远视呢？

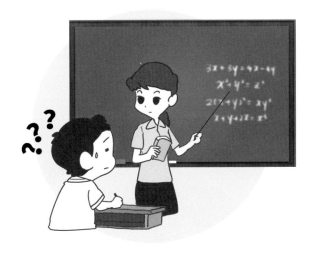

　　（1）正视

　　要了解屈光不正，首先要了解什么叫正视。当眼睛在放松的状态下，平行光线进入眼睛后恰好聚焦于视网膜上，在视网膜上能形成清晰的影像，称为正视眼，也就是视力正常，屈光度正常。如果平行光线不能聚焦在视网膜上，就称为屈光不正，包括近视、远视和散光。

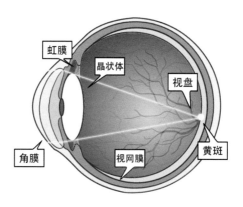

虹膜　晶状体　视盘　角膜　视网膜　黄斑

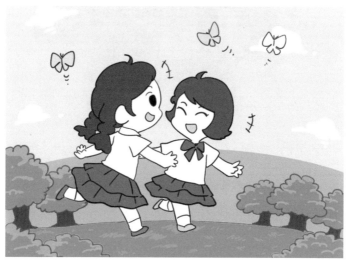

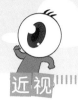

（2）近视

近视是指眼睛在放松状态下，平行光线进入眼内后聚焦在视网膜之前，不能在视网膜上形成清楚的

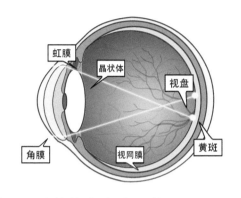

物像。当看近处物体时，近处物体发出或反射出的光线是发散的，经过近视眼的折射后正好在视网膜上聚焦，所以能看得清楚。简单说，近视眼就是看近处的物体清楚，看远处的物体不清楚，也可叫短视眼。

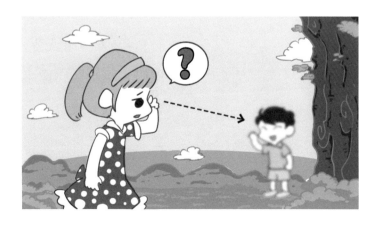

（3）远视

远视是指眼睛在放松状态下，平行光线进入眼内后聚焦在视网膜之后，不能在视网膜上形成清楚的物像。远视眼为了看清楚物体，需要动用眼睛肌肉的力量改变晶状体的形状，从而把视网膜后面的焦点移到视网膜上。而看近处物体时，必须动用更大力量才能看清。所以远视眼经常处在紧张状态，容易发生眼疲劳，用眼无法持久，像小青一样看远或看近一会儿就会觉得眼睛模糊不舒服。

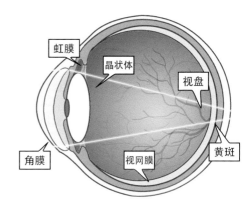

虹膜

晶状体

视盘

角膜

视网膜

黄斑

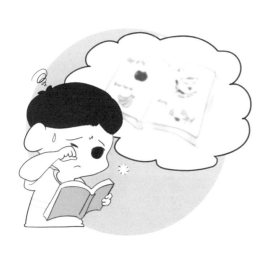

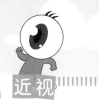

（4）散光

眼睛不是个球形，而是个椭球形，在不同的方向折光的能力不同，例如平行光线进入眼球后，在水平方向聚焦在视网膜上，而在垂直方向聚焦在视网膜前，就会导致视网膜上

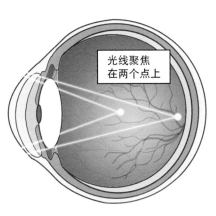

光线聚焦在两个点上

形成的不是一个清晰的点，而是前后两条焦线，这种情况称为散光。对于散光的患者，不论是看近的物体还是看远的物体都不清楚。

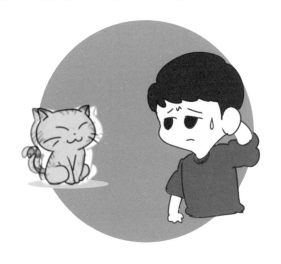

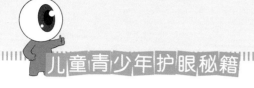

青少年屈光度是怎么发展的？

有同学问："我戴的近视眼镜是200度，200度是什么意思？我到医院验光，医生写的结果是 –2DS，这个 –2DS 又是什么意思？"

光线由一种物体射入到另一种光密度不同的物质时，其光线的传播方向产生偏折，这种现象称为屈光现象。表示这种屈光现象大小的单位是屈光度，常用"D"来表示。

眼球对光线的折光性也是用屈光度来表示，如果平行光线经过眼球的折光后正好聚焦在视网膜上，就是屈光正常，也就是0D。如果聚焦在视网膜之前，即为近视，用负的屈光度表示，需要用凹透镜矫正；如果聚焦在视网膜之后，即为远视，用正的屈光度表示，需要用凸透镜矫正。

一个 D 相当于 100 度眼镜。验光的处方上还能看到 DS、DC 和 A 这三个符号。其中 DS 表示为球镜，也是近视或者远视的度数；DC 表示为柱镜，也是散光的度数；A 表示的是散光的方向。

那么，青少年时期眼睛的屈光度究竟多少度才是正常的呢？

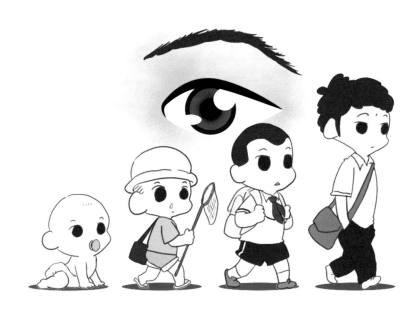

　　小明妈妈带着 4 岁的小明到医院进行眼部健康检查，医生对小明进行了验光，结果是 +2.00DS，也就是说，小明有 200 度的远视。小明妈妈听了很紧张，为什么她的孩子这么小就会有远视？不是老年人才会出现远视吗？医生解释说："这种属于生理性远视，也就是说这个年龄的孩子都会有轻度远视度数，这个年龄有一点远视度数反而不容易出现近视。"

　　人眼的屈光度和眼球长度密切相关，远视的人多数眼球短，而近视的人多数眼球长。眼球长度的发展类似于人的身高变化。青少年时期随着身体的发育，身高在长高，眼球也在变长。人类出生时，眼球比较短，常为远视状态，且一般表现为高度远视。到 3 周岁左右，眼球快速增长，远视度数明显降低。

　　如表 1 所示，青少年各年龄阶段的生理性远视大致范围如下。

表 1　青少年各年龄阶段的生理性远视范围

年龄	生理性远视的大致范围
3 ~ 7 岁	＋1.75 ~ ＋2.00DS（175 ~ 200 度远视）
8 ~ 10 岁	＋1.25 ~ ＋1.50DS（125 ~ 150 度远视）
11 ~ 13 岁	＋0.75 ~ ＋1.00DS（75 ~ 100 度远视）

　　但一些人眼球生长比较快，是近视发生的重要因素，而且眼球的生长如同身高一样是无法逆转的。没有生理性远视的青少年近视的概率就会大大增加，对于已经确诊近视的青少年而言，他们眼球长度增长的速度较未近视的青少年会更快。18 岁以后，近视增长明显减缓，如果注意用眼卫生，屈光度数相对稳定。

假性近视与真性近视有哪些区别？

　　上小学三年级的小蓝告诉妈妈自己最近看黑板总是时而清楚，时而模糊，妈妈知道后带着她到医院做检查。

　　来到医院，护士先给小蓝进行了视力检查，检查结果为她的右眼视力为 0.6，左眼视力为 0.7。检查完视力，医生给小蓝做了眼科检查，之后给她滴了一种眼药水，医生说滴完这种眼药水，让眼睛的肌肉彻底放松后进行验光会更准确。30分钟后，神奇的事情发生了，小蓝觉得眼前的世界变清晰了。

　　医生再给小蓝检查视力，这次她的双眼视力均达到了 1.0 的正常视力。医生告诉小蓝，她的眼睛得了假性近视。

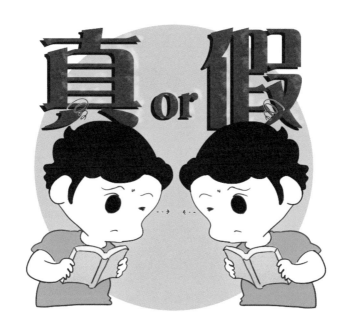

（1）假性近视

假性近视多发生于青少年，主要是由于近距离用眼过度，调节眼球的睫状肌长期持续收缩，得不到应有的放松而造成的。这时候，人眼内的晶状体厚度增加，只能看清楚近处而看不清楚远处，如人为地给自己戴上了一副老花眼镜，看东西雾蒙蒙的。

假性近视是可逆性的，可以通过增加户外活动和锻炼、改善不良用眼习惯、减少近距离用眼及药物治疗而治愈。

（2）真性近视

什么是真性近视？真性近视是指使用睫状肌麻痹剂散瞳验光后，仍存在的近视屈光度的改变，比起正常发育的眼球，它常有眼轴延长或者眼球弯曲度较大的特点，较多近视的孩子眼球属于眼轴延长型。真性近视通过治疗也不能使已延长的眼轴缩短，是不可治愈的。

目前最可靠的鉴别真假性近视的方法是睫状肌麻痹的验光方法，即常说的散瞳验光。真性近视是指散瞳后依然存在近视度数改变的眼睛，而假性近视散瞳后表现为正视或轻度远视的眼睛。

为什么会发生近视？

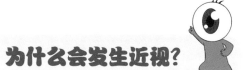

经常听到很多家长问医生："为什么我的孩子会近视？"

近视的发生机制十分复杂，目前公认近视是先天基因和后天环境、行为习惯、营养因素等共同作用的结果。

（1）遗传因素

研究发现，父母都是近视，尤其是高度近视，孩子近视的概率更大。但并不是说父母近视孩子就一定近视，或者是父母不近视孩子就一定不近视。这只是一种概率的增加。

（2）发育因素

眼屈光变化最快的阶段在儿童青少年时期，其规律是沿着"远视→正视→近视"的方向变化，是不可逆的。如果发育得太快或者发育过度，则会形成近视。

（3）环境因素

环境因素是目前近视发病率高的主要原因。

①用眼距离过近，用眼时间过长。例如，近距离长时间看书、玩电脑、看电视、玩游戏等。

②不良的读书写字姿势和不良用眼习惯。例如，看书写字坐姿不端正，经常在吃饭、卧床、走路、晃动的车厢内、光线暗弱等情况下看书或使用电子产品。

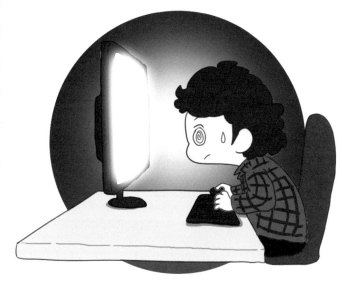

③缺乏充足太阳光线下的室外活动。太阳光可以刺激多巴胺产生，多巴胺像一个传令兵，传递抑制近视发生的信号，一旦缺乏多巴胺，将导致近视的发生。

④饮食搭配不均衡。摄入过多的垃圾食品和碳酸饮料等，而新鲜蔬菜、水果类摄入过少。

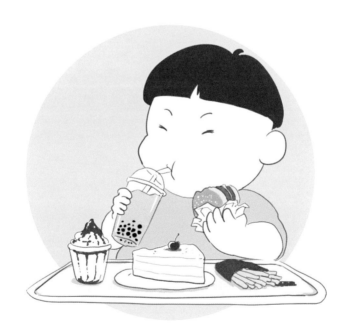

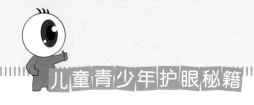

⑤精神压力大，睡眠不足。

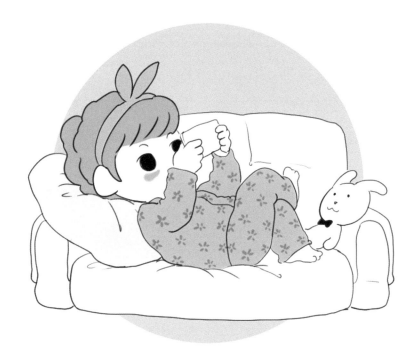

　　同学们，你今天在户外活动和锻炼了吗？坚持！坚持！要坚持！

　　太阳出来了，你看今天阳光明媚！来吧，到户外锻炼吧！

近视有什么危害？

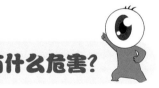

小丽妈妈有高度近视，和妈妈一样，小丽从小就戴上了眼镜，读幼儿园的时候已经有 300 度近视，到了初中，更是达到了 800 度近视。有一次上体育课，小丽突然感到一只眼睛看不清东西，眼前有黑影遮挡，就算戴上眼镜也看不清楚。妈妈赶紧带着她到医院眼科看医生。经过医生的检查，原来小丽的眼睛发生了视网膜脱离。小丽和妈妈都不明白，只是普通的近视，为什么会导致视网膜脱离？

原来，小丽的视网膜之所以会脱离，是由于近视引起眼球结构改变而造成的。打个比方，眼球就像一个气球，近视引起眼球变长就好比是往气球里吹气，当气体过多，气球就会被吹爆，对于眼球而言，就是眼球拉得太长，视网膜变薄就容易破洞，并进一步发展为视网膜脱离。如不及时治疗(手术或激光)，可能会导致永久性失明。

除此之外，近视还可能引起眼睛其他的疾病：

（1）青光眼、白内障

近视的患者发生青光眼的概率比正常人高。近视的患者眼内营养代谢比较差，常使晶状体提前发生混浊，从而发展成白内障。

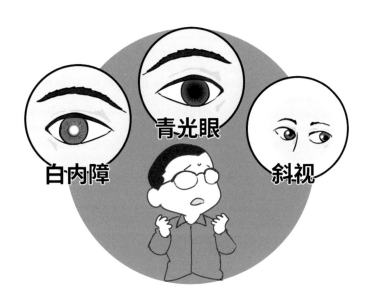

白内障　青光眼　斜视

（2）斜视

高度近视的患者还可能伴随眼球向外偏斜，导致斜视。

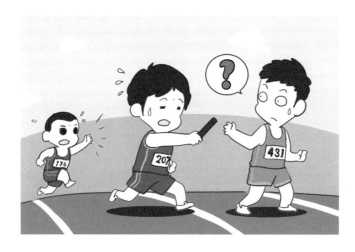

（3）高度近视视网膜病变

高度近视的患者由于眼球变长，过度向后延伸，导致眼球壁变薄变形，从而形成后巩膜葡萄肿。黄斑区的变薄可以引起黄斑萎缩，脉络膜新生血管，高度近视黄斑劈裂、黄斑裂孔等疾病。这些疾病可严重影响视力，统称为高度近视视网膜病变。

　　同学们，现在你知道了吧，近视眼还有很多的危害，会造成多种眼部的病变，有些不及时治疗会引起不可逆的失明。所以得了近视要定期到医院检查，有问题及时处理，才能拥有光明的视觉。

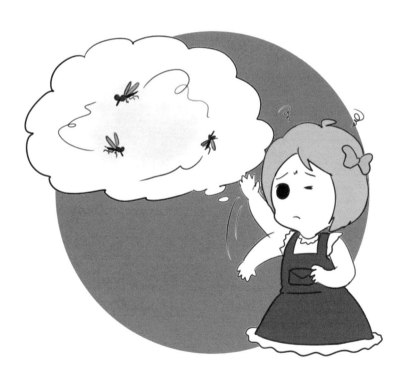

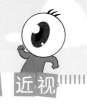

是不是所有的视力下降都是近视？

    小红从小视力就不佳，一开始小红妈妈并不在意，想着肯定是总看电视近视了，就在附近眼镜店给小红配了一副眼镜。可是小红戴上眼镜后，还是觉得看不清东西，视力怎么矫正也达不到正常值。小红妈妈这才意识到严重性，带小红到医院做了眼部检查。经过医生的检查发现，小红眼睛患的是先天性白内障。这时已经错过了最佳的治疗时机。

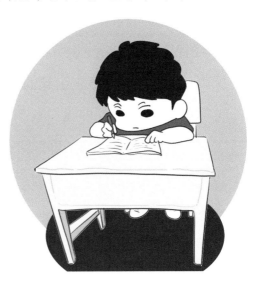

现实生活中大多数人对于视力下降的原因认识不足或存在错误认识，认为视力下降都是因为近视，其实引起眼睛视力下降有很多种可能因素。

（1）视疲劳引起的视力下降

不良用眼习惯是引起视力下降的一个原因。不良用眼习惯包括日常看书写字距离过近，卧床看书，光线太强或太暗的环境下看书，长时间看手机、电脑、玩游戏机等。这些不良习惯都可导致眼睛肌肉紧张，时间久了，眼睛会过度疲劳造成视力下降。

（2）屈光不正引起的视力下降

屈光不正，即我们熟悉的近视、远视、散光等可引起视力下降。除此之外，对于青少年眼球就好像身高一样会不断地变化，所以不是查了一次度数就一直保持，还需要每半年至一年定期复查，否则原来的检查结果可能和现在的情况不同。

（3）其他眼部疾病引起的视力下降

除屈光不正外，还有其他一些眼部疾病亦可导致视力下降，包括白内障、青光眼、视网膜脱离等，均可造成不同程度的视力下降。

（4）全身疾病引起的视力下降

如糖尿病、高血压等全身疾病均可能引起视力下降。

视力下降，千万别掉以轻心，要及时到医院就诊，排除其他的眼部疾病，做到早发现、早治疗。

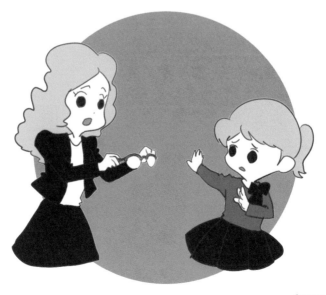

为什么要到医院验光？

新学期开始不久，一年级的小花就发现自己看不清老师在黑板上写的字，爸爸便带她去附近的眼镜店检查，检查结果是小花近视了需要配眼镜。

配镜后小花发现黑板的字虽然看清了，但是却经常出现头晕不适的情况。小花爸爸很担心，带小花到医院检查。经过专业验光检查后，才发现小花并没有近视屈光度，而是我们常说的假性近视，因为配戴了不合适的眼镜才导致头晕不适。

为什么普通眼镜店验光和医院检查验光会出现如此大的差别呢？其实两者最大的区别在于医院具备更加全面的眼健康检查评估及详细的验光检查。

有很多视力下降不仅仅是近视的问题，还有些孩子可能有斜视、弱视，甚至有些孩子有先天性白内障等问题，这些都需要进行专业的眼科检查来发现。

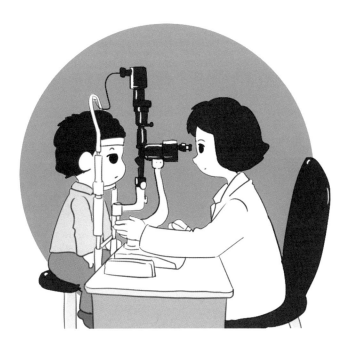

对于儿童青少年首次验光需要进行散瞳验光。散瞳验光是为了放松眼睛的调节力，我们每个人的调节力都是不相同的，就像测量身高时，

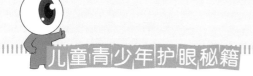
我们穿的鞋子有高有低,我们散瞳的目的就是"脱掉鞋子",得到最准确客观的数据。同时,通过散瞳验光可排除假性近视的情况。散瞳验光出现的看东西不清楚、怕光等症状,家长不必担心,药效过后这些症状就会消失,对眼睛不会造成伤害。对于散瞳药物的使用是需要在有资质的医生指导下进行的,所以一般的眼镜店无法完成。

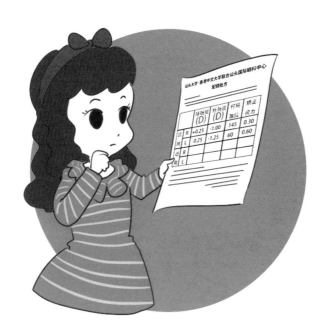

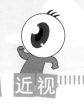

医学验光更加全面，包括了主视眼、调节力、双眼平衡等详尽的视光学检查，能够提供既准确又舒适的眼镜度数。

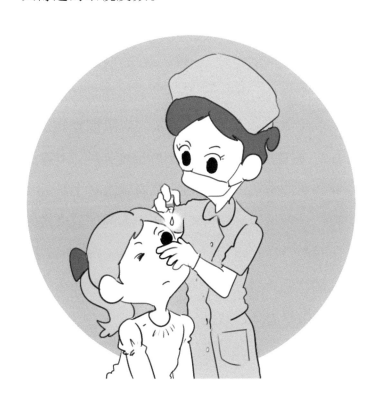

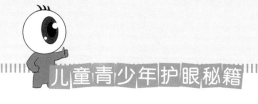

儿童青少年护眼秘籍

如何预防近视发生及延缓近视发展?

聪明伶俐的敏敏,长着一双水汪汪的大眼睛,经过一个暑假,她发现看远处物体越来越模糊。到医院检查发现,原来有 0.6 的双眼视力如今只有 0.2,近视度数从原来的 100 度增加到 250 度。她和妈妈非常焦急,来到汕头国际眼科中心近视防控门诊就诊,经过医生的仔细询问,原来敏敏暑假时经常在家玩手机,极少出门进行户外活动,并且喜欢卧床看书,一看就到深夜。是什么原因导致敏敏视力下降这么快呢?

日常生活中要如何预防近视的度数增加呢?

(1) 树立正确的近视防治观念

首先要树立预防近视比治疗近视更重要的观念。建议儿童青少年尽早到医院进行首次眼科检

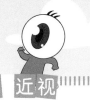

查，3 岁开始就可到医院建立儿童青少年视力健康档案。家长和老师随时关注孩子有无视力异常迹象，如看远处不清楚，歪头和眯眼看东西。一旦发现视力异常时，家长应该及时带孩子到正规医院眼科进行规范的检查和治疗，避免错误的矫治方法导致近视越来越严重。

（2）近视的预防措施

①多做"阳光少年"：鼓励儿童青少年多进行日光下的户外活动。每天白天 1 ~ 2 小时户外活动，或每周累计 14 小时的阳光下户外活动可以有效延缓近视发展的速度。

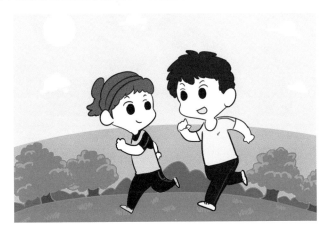

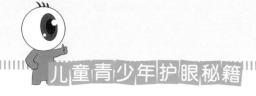

②合理使用电子产品：非学习目的的电子产品使用 1 次不宜超过 15 分钟，每天累计不宜超过 45 分钟，使用电子产品学习 30 ~ 40 分钟后，应休息看远处放松眼睛 10 分钟。

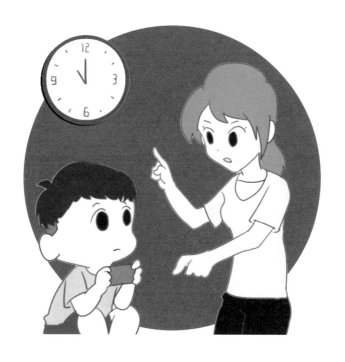

③避免错误用眼行为：教育儿童青少年不在走路、玩耍、吃饭、卧床时看书或使用电子产品。

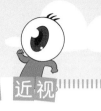

不在摇动的车厢内、光线暗弱、阳光直射等情况
下看书或使用电子产品。监督并随时纠正儿童不
良读写姿势，应保持"一尺、一拳、一寸"，即
眼睛与书本距离约为一尺、胸前与课桌距离约为
一拳、握笔的手指与笔尖距离约为一寸，连续用
眼时间不宜超过 40 分钟。

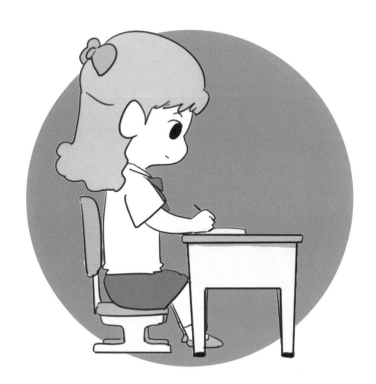

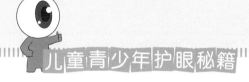

④充足优质睡眠和平衡膳食：推荐小学生每天睡眠时间在 10 个小时以上、初中生每天睡眠时间在 9 个小时以上、高中生每天睡眠时间在 8 个小时以上。建议平衡膳食，摄入有益健康的食品，适量补充维生素，少吃糖，避免过度的摄入深加工食品和有添加剂的食品。

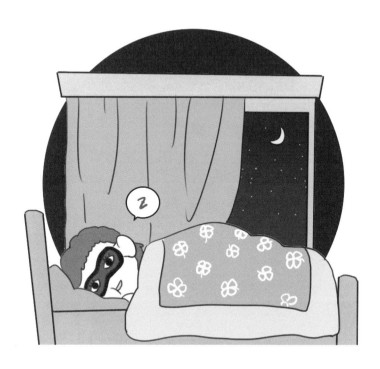

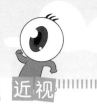

⑤减轻课外学习负担：避免跟风报补习班和兴趣班。

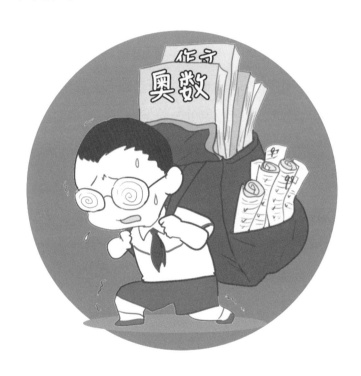

引用：教育部、国家卫生健康委员会等八个部门联合印发《综合防控儿童青少年近视实施方案》。

（3）延缓近视发展的措施

在近视预防措施的基础上，可以选择以下治疗方式，延缓近视的发展。

①框架眼镜：出现近视的患者要及时到正规的眼科医院进行医学验光，合适的眼镜对于近视的加深有一定的控制效果。

②角膜塑形镜：即 OK 镜，可以延缓近视的进展。

③低浓度的阿托品（0.01%）眼药水：应用低浓度的阿托品（0.01%）眼药水能更有效地延缓近视发展速度，且不良反应较少。

④双眼视功能训练：就像锻炼身体一样，训练某项比较弱的眼睛的功能，可延缓近视的发展。

什么是OK镜?

　　上小学五年级的冬冬患了近视，但是白天不戴眼镜的他也能看得清黑板，这让老师和同学们都感到非常好奇。在大家的追问下，冬冬说，去年妈妈带他到医院检查时，医生发现冬冬已经有300度近视，当时医生为了让他近视度数加深不要太快，建议他配戴一种特殊的眼镜——角膜塑形镜。只要晚上睡觉的时候把镜片戴在眼睛上，第二天起床再把镜片取出来，白天就不用戴普通的眼镜了。

　　角膜塑形镜又称为OK镜，是一种晚上睡觉配戴的隐形眼镜，这种眼镜设计特殊，透氧性高，能逐步改变角膜的弧度，从而达到降低近视度数，让配戴者白天不用眼镜也能获得清晰视力，是一种可逆性非手术的物理矫视治疗方法。对儿童青少年而言，长时间配戴也可达到有效减缓近视度数加深的效果。有研究报道，长时间配戴角膜塑形镜可平均减缓近视进展的 30% ~ 60%。

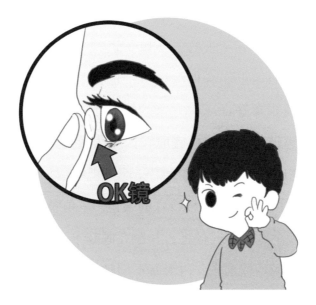

（1）注意事项

①角膜塑形镜属于眼科医疗器械，因此需要选择有资质的医院验配。

②使用角膜塑形镜期间，需要按照指导规范操作，配戴或取下前要洗手，保持卫生，避免感染。

③配戴角膜塑形镜期间需要根据医嘱定期复查。

④如果配戴角膜塑形镜期间出现眼红、眼痛、畏光、流泪、强异物感、分泌物增加等，应及时停止配戴，并到医院就诊。

（2）适合人群

①年龄 8 岁以上（年龄较小患者需要本身自理能力较强或家长能辅助配合）。

②近视度数 –0.50DS ～ –5.50DS（度数超过的需要在医生评估后再决定是否验配）。

③角膜弧度 41D ～ 45D。

④角膜顺规散光 –1.50D 以内、逆规散光 –0.75D 以内（散光超过此范围的需要专门的定制镜片）。

⑤不适宜做准分子激光手术者。

⑥能够定期复诊随访者。

⑦工作不方便配戴框架眼镜者。

⑧无任何眼睛或者全身活动性疾病者。

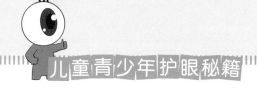

控制近视的加深有什么眼药水吗？

　　小明妈妈最近听说有一种眼药水可以控制近视，于是打算在网上购买一瓶试用。小明的爸爸将信将疑："真的有控制近视的眼药水吗？这眼药水能从网上买吗？靠谱吗？"于是，小明的爸爸到医院眼科门诊咨询。

　　医生解释说：目前经过临床验证，阿托品眼药水可以控制近视的进展，但并不是每个孩子都适合，需要有一定的适应证。对于一些眼部调节功能本来存在一定障碍的孩子，长期使用甚至会造成斜视等其他眼部问题。阿托品的浓度越高，近视控制作用越好，但是停药后，近视反弹也越快。所以目前公认用 0.01% 浓度的阿托品控制近视是兼顾疗效和安全性。但也可能会出现眼部的不良反应，如常见的不良反应有以下几种。

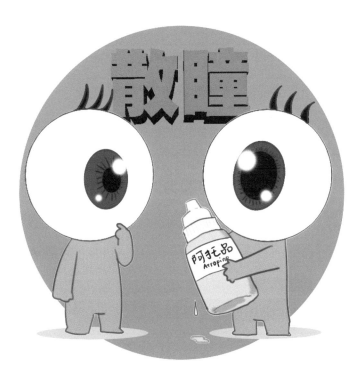

（1）瞳孔散大、畏光和视近模糊

阿托品可以使瞳孔散大，增加进入眼内的光线，造成畏光现象，并且造成调节麻痹，引起视近模糊。所以在使用阿托品时，要注意给患者配戴太阳镜或变色镜片及帽子来保护眼睛。

（2）停药回退现象

长期规律使用阿托品可以有效地控制近视增长，但停药后会有不同程度的反弹现象，一般浓度越高的阿托品停药反弹越快，0.01% 浓度的阿托品反弹现象最轻。

（3）调节力和近视力变化

阿托品会造成暂时性的调节麻痹，长时间使用阿托品有可能会造成调节力永久性下降或近视力得不到恢复。

（4）眼压变化

阿托品可能会引起眼压升高，使用期间需要密切观察眼压情况。

（5）其他不良反应

阿托品还有可能造成面红、发热、口干舌燥、心跳加快、过敏性结膜炎、过敏性皮肤炎等不良反应，因此需要在医生指导下使用。

目前，国家药品监督管理局还没有批准生产

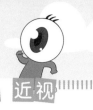

用于儿童近视控制的低浓度阿托品滴眼液，所以很多妈妈们选择在网上购买阿托品，在利益的驱使下，网上销售的阿托品获得途径是否正规，药品是否是正品，这是无法确认的。所以大家一定要从正规渠道购买阿托品眼药水。

听了医生的建议，小明妈妈明白眼睛用眼药水是非常严肃的事情，于是决定让小明的爸爸带小明去正规医院进行检查，听从医生的建议来矫正和治疗近视。

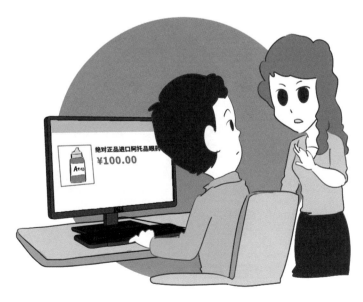

近视眼可以做手术吗?

上初中一年级的小齐最近很郁闷,因为开学体检发现视力才 0.3,医生说有 200 度近视,而且还有 100 度散光,小齐从小就有个"英雄梦",希望有一天能入伍参军,可是视力的问题让他很担心会从此被拒之门外,每天上课都无精打采,成天好像有心事似的。

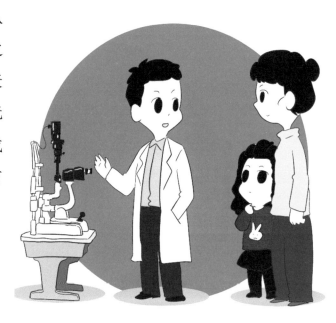

一天，小齐通过广播电台"医生来做客"的节目得知近视居然可以通过激光手术治疗，而且术后还能恢复到正常1.2的视力。小齐迫不及待地拨通了电台热线，咨询了医生以下的问题。

（1）近视可以做手术矫正吗

近视是可以通过激光手术治疗的，但不是所有近视患者都可以接受近视矫正手术。由于儿童青少年近视患者屈光度数还不稳定，正如身高一样还可能不断增长，而且近视手术是不可逆的，所以只有年龄大于18周岁，近视度数相对稳定的患者才可以考虑手术。

（2）是不是人人都可以做近视矫正手术

激光角膜屈光手术目前已经发展到了相当成熟的阶段，手术效果及安全性都很有保障，但是并非所有近视患者都可以接受手术矫正，只有通过全面的术前检查才能知道能不能做手术矫正视力。

　　有些患者由于度数过高、角膜太薄、角膜形态等问题并不适合手术，有的患者因为干眼、结膜炎、视网膜变性等需要经过治疗后才能做手术。同时，最重要的是手术前要找专业的眼科进行全面的术前检查才能确定能不能手术，适合做哪一种手术。

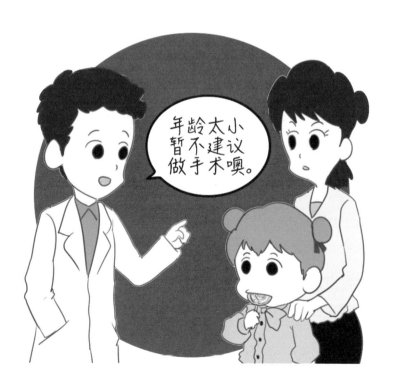

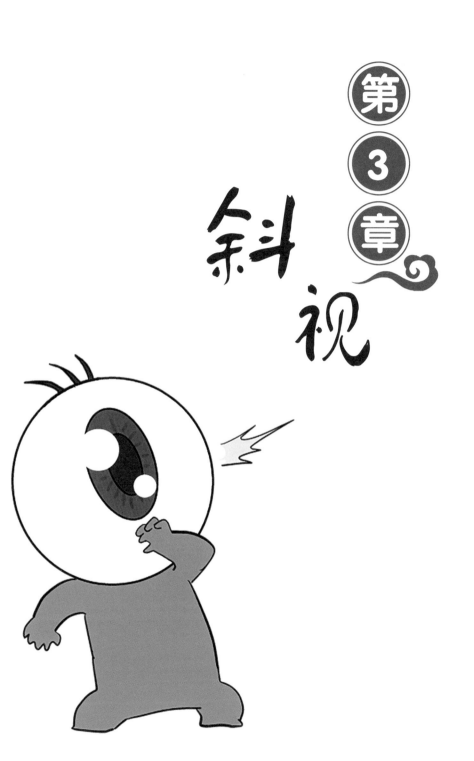

第3章

斜视

什么是斜视？

妈妈发现萌萌这几天不高兴，追问原因。原来萌萌在学校的好朋友小红，觉得萌萌跟她讲话时，眼睛没有看她，觉得萌萌没有礼貌，所以不跟她玩。妈妈赶紧带她到眼科门诊检查，医生说，萌萌的眼睛有斜视，需要进一步检查确定治疗方案。

斜视就是双眼无法同时注视同一点，一眼注视目标时，另一眼的视线向

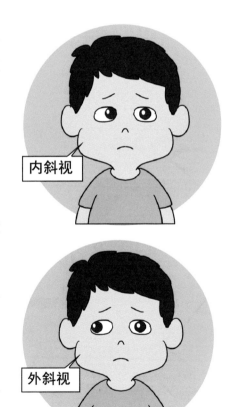

内斜视

外斜视

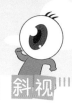

外、向内、向上或向下偏斜。根据偏斜方向的不同，主要分为外斜视和内斜视，从外观上来讲，别人会看到双眼无法同时观察同一事物，在一只眼睛紧盯某一物体时，另一只眼睛是偏向其他方向的，俗称"瞟眼""白眼""斜眼""对眼""斗鸡眼"。

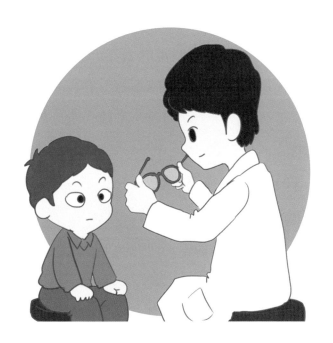

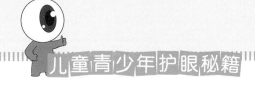

斜视有什么危害吗?

（1）影响外观

外观上的缺陷使孩子容易被同龄人嘲笑，导致性格内向、自卑、缺乏自信。

（2）斜视影响双眼视的发育，影响立体视

也就是说孩子的立体感不好，有些专业会对立体视要求比较高。立体视不好的话对以后择业有影响。

（3）单眼斜视还易导致弱视

由于双眼无法同时注视同一点，所以大脑只能选择一只眼睛的影像，而抑制另一只眼睛传入的影像。这样时间久了就会导致弱视。如果不及时治疗视力将受到严重影响。

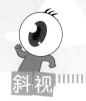

斜视可以通过戴眼镜治疗吗？

斜视有很多种类型，可以分为调节性、部分调节性和非调节性。调节性内斜视可以通过戴眼镜治疗，其他类型的斜视都不可，可能要通过手术治疗。孩子散瞳验光，配戴合适的远视矫正眼镜后，内斜视消失，说明是调节性内斜视，只要戴眼镜就可以了。一些非调节性斜视度数比较低也可通过配戴三棱镜矫正，但是视觉质量可能会受到影响。

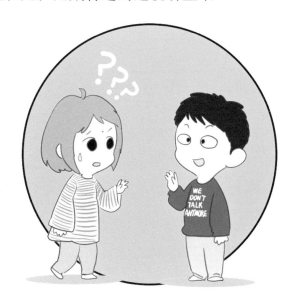

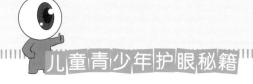

斜视要怎么处理？

　　斜视的治疗，首先是医学验光配镜，如果孩子有远视、近视或散光，必须戴镜矫正视力。其次是根据斜视的严重程度、类型选择治疗方案，对于度数比较低的斜视，可以选择观察，或配戴三棱镜；对于度数比较高，而且影响双眼视发育的斜视，大多数情况下需要手术矫正。现在斜视手术已比较成熟，成功率高，早期手术后可恢复或部分恢复双眼视功能。

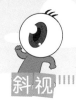

为什么孩子看起来是"斗鸡眼"，但是医生检查说没有斜视？

　　玲玲今年 3 岁了，长得聪明伶俐，活泼可爱。可是邻居说她有点"斗鸡眼"。邻居一说，玲玲妈妈仔细看了玲玲，也觉得玲玲的眼珠有一点向着鼻子偏斜。于是妈妈带着女儿到了眼科门诊。

　　医生听玲玲妈妈表述的问题后，拿起手电筒对着玲玲的眼睛照了一照，简单地进行了检查，很快得出了答案，跟玲玲妈妈说："小朋友的眼睛没有斜视,您放心。"她还是不理解,问道:"为什么玲玲的眼珠看起来向鼻子偏斜呢?"

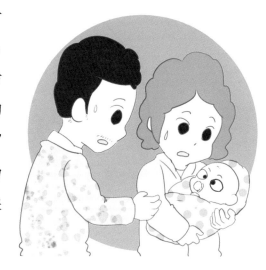

医生让妈妈站在自己身边，用手电筒照着玲玲的眼睛，跟妈妈说："看，手电筒在小朋友两个眼睛上的映光点都在角膜的中间，证明孩子没有斜视。但是你看到眼睛和内眼角的距离比较近，这是由于内眼角有个皮肤皱褶，叫作内眦赘皮。这是由于小朋友的鼻梁比较低，以后鼻梁长高了，内眦赘皮会减轻或者消失，不用担心。"妈妈这才放心下来。

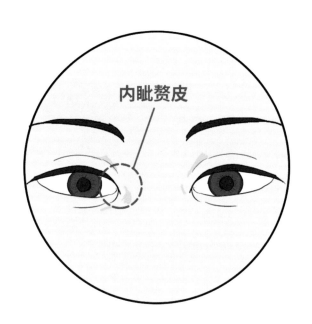

内眦赘皮

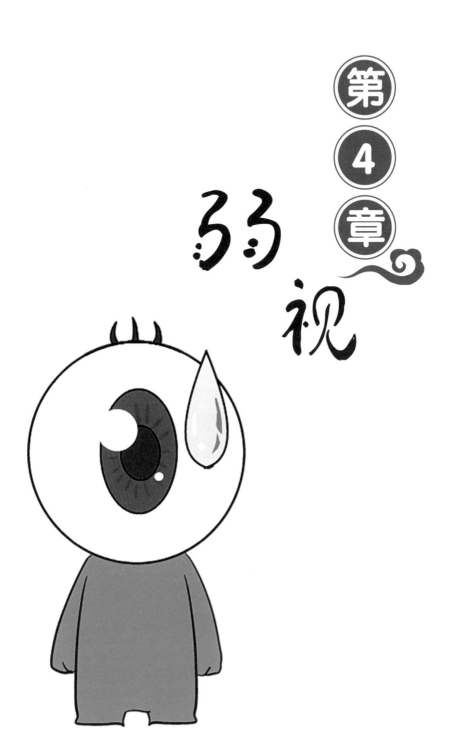

第4章 弱视

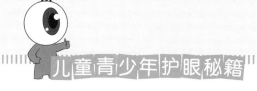

什么是弱视？

　　圆圆上一年级了，但是上课的时候，她看不清黑板上的字，妈妈带她去眼镜店配了眼镜，她觉得看清楚了一点，但是黑板上的字，特别是稍微小一点的字，她还是看不清。

　　妈妈以为她只是近视，也就没有理会。等到过了一年后圆圆说越来越看不清，这时妈妈才带她到眼科中心来检查。

　　医生说，圆圆的眼睛不是近视，是弱视。要及时治疗，要不然长大了视力就恢复不了了。妈妈问："那什么是弱视呢？"

　　弱视是在视觉发育期内由于异常视觉经验引起的单眼或双眼最佳矫正视力低于相应年龄正常

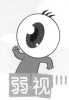

儿童，且眼部检查无器质性病变。弱视诊断标准
为最佳矫正视力低于相应年龄段的正常值，3～5
岁低于 0.5，6 岁以上低于 0.7。

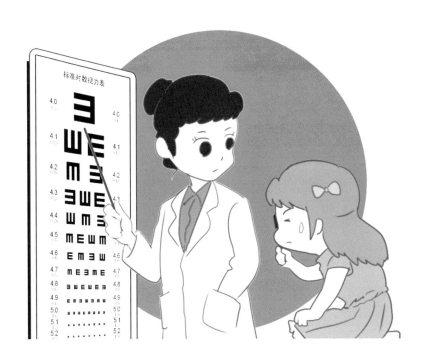

为什么会发生弱视？

圆圆妈妈问医生，圆圆为什么会得弱视呢？

医生解释道：在视力发育阶段任何异常的视觉经验，均可引起弱视。异常的视觉经验，包括单眼斜视、屈光参差（两只眼的屈光度相差较大）、高度屈光不正（高度近视、远视、散光）及形觉剥夺（先天性白内障、上睑下垂等），不同的原因，会引起不同类型的弱视。

经过检查，圆圆的弱视是由于两只眼睛的度数差异比较大所引起的。由于一只眼睛屈光度小，看得清；另一只眼睛屈光度大，看不清，所以大脑选择性地抑制了看不清的那只眼睛的影像，就形成了弱视。

如何发现早期弱视？

发现孩子眼球不受控制的颤动，喜欢拿近看东西，斜着眼看东西，歪着头看东西，看东西时喜欢眯眼向前凑，或者盯着东西看时出现了"翻白眼""斗鸡眼"，出现以上表现时，家长就应带孩子到医院检查眼睛。如果到眼镜店检查，视力矫正不上去，也应该尽快到医院检查。

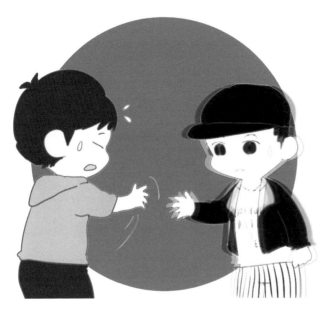

弱视要怎么处理？

弱视治疗的关键是查明病因、早期治疗，3岁是儿童治疗的关键期，3～8岁为敏感期，12岁以后视力恢复的难度就大很多，所以应该及时发现，及时治疗。如果发现孩子有视线阻挡的疾病（如白内障、上睑下垂等）应及时手术去除这些因素。对斜视性弱视应该考虑手术以矫正眼位。

对于高度屈光不正或者屈光参差应该及时戴镜矫正，建议儿童3岁时要常规散瞳验光检查，发现弱视要及时治疗。除了上述这些针对病因的治疗方法外，弱视还可根据具体情况需要进行遮盖治疗和弱视训练，弱视训练的方法包括穿珠子、描画、插图版及弱视治疗仪等。

教室里的"眼镜一族"队伍在逐渐扩大，同学们一定要积极面对，积极治疗。

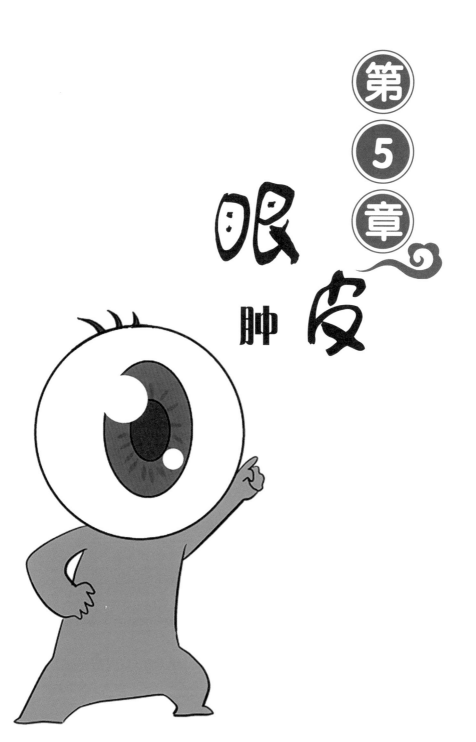

第5章

眼皮肿

什么是麦粒肿？

　　一天，小明从学校回来，发现右眼皮红肿，还有些疼痛，尤其是一碰到就疼得更厉害。妈妈将小明带到眼科中心检查。医生告诉小明妈妈，小明眼睛没有受伤，是得了麦粒肿，需要药物治疗。

　　麦粒肿，俗称"偷针眼"。经常听到有人嘲讽地说，长"偷针眼"就是因为看了不该看的东西。其实不是。麦粒肿，医学上又称为睑腺炎，是常见的眼科疾病，多发生在儿

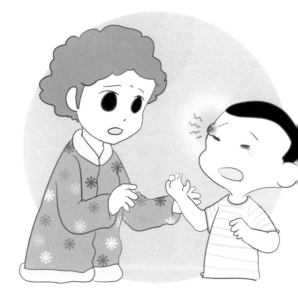

童青少年，是因为眼睑的腺体受到病菌侵犯而出现的急性炎症，最常见的病菌是葡萄球菌。当人体抵抗力下降（如劳累、感冒、营养不良等），或用眼不卫生（如脏手揉眼、隐形眼镜清洁不规范等），可诱发麦粒肿发生。

在刚开始起病时，整个眼睑都会不同程度的红肿、疼痛，但仔细观察，会发现在眼睑某个部位特别红肿，而且一碰就痛，相对周边的皮肤，这个部位的皮肤可能还会有轻轻地发热。这个部位往往就是麦粒肿所在位置。1～2天后，这个部位会出现一个硬结，摸起来特别痛。再往后发展，这个硬结中央会出现黄白色脓点，摸起来比之前会软些。再过段时间，硬结中央的黄白色脓点会逐渐扩大，最后溃破，流出脓液或伴脓血。麦粒肿溃破后，疼痛明显减轻，眼睑红肿也会逐渐消退。偶尔也会有些人，麦粒肿溃破后仍留有病灶反复红肿，最后形成肉芽肿。

得了麦粒肿如何处理？

发现自己眼皮红肿，长了麦粒肿之后，建议及时到医院诊治。早期可冷敷，缓解炎症引起的不适感，使用抗生素滴眼液和眼药膏帮助控制感染。

严重的患者，整个上下眼睑都红肿，这可能就是发展到了眼睑蜂窝织炎，这时应用口服或静脉注射抗生素。

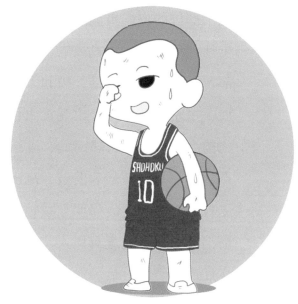

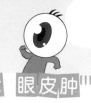

　　麦粒肿不可随意挤压。眼睑血管丰富，且有静脉通路连至头颅海绵窦，挤压可能会导致细菌进入血液引起海绵窦血栓或败血症，甚至导致生命危险。

　　当麦粒肿出现黄白色脓点，且摸起来软软的，像摸一个装了水的气球时，说明里面已有脓腔形成，这时需做一个小手术，切开麦粒肿排出脓液，再联合抗感染治疗，红肿可逐渐消退。

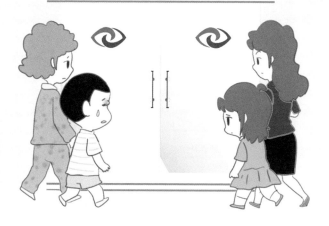

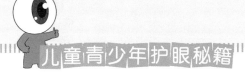

什么是霰粒肿？

　　小红妈妈这几天发现，小红睡觉时右眼皮边角上鼓起一个小包，有绿豆大小，摸起来圆圆的，眼皮不红也不痛。小红每天还是照常上学放学，似乎没觉得眼睛有不舒服，而且白天的时候，眼皮上的小包似乎就"消失"了，只有在写作业眼睛往下看的时候，才显露出来。小红的眼睛到底怎么了？

　　医生说，小红的眼睛长了霰（xiàn）粒肿。

　　霰粒肿，可能平时听说过的人不多，部分人还会把它误认为麦粒肿。霰粒肿与麦粒肿最明显的区别是，它不红也不痛。我们的眼皮有一排腺体，叫睑板腺，开口在眼皮边缘上。平时主要分泌油脂，滋润眼球。由于炎症（如睑缘炎、腺体分泌旺盛、维生素 A 缺乏等），睑板腺开口会发生堵塞，导致腺体分泌的物质潴留，继发无菌性慢性炎症，而形成皮下硬结。

霰粒肿多发生在儿童青少年，可能跟这个年龄段睑板腺分泌旺盛有关。它起病隐匿，进展缓慢，部分人可能不会记得它什么时候出现，只是在某天，突然发现自己眼皮长了一个包块。

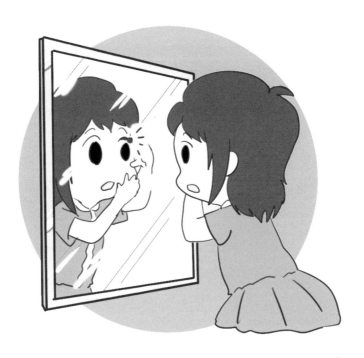

通常，霰粒肿不红也不痛，摸起来圆圆的，边界清楚，与表面皮肤无粘连。翻开眼皮，可以在包块相对应的睑结膜面看到相对局限的暗红色或紫红色充血。

小的霰粒肿可自行吸收，多数霰粒肿长期不变或逐渐增大。部分霰粒肿可继发感染，出现眼睑红肿疼痛等急性炎症反应，然后溃破流脓，这种情况类似于麦粒肿。

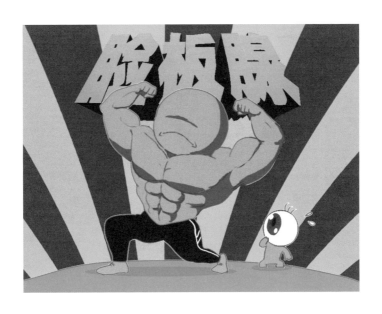

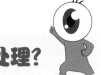

得了霰粒肿如何处理?

霰粒肿不像麦粒肿发病那么急,且进展慢。小的霰粒肿可热敷,待其自行吸收消退。大的霰粒肿,如黄豆大小,一般需要做一个小手术。

(1) 手术创伤小,做完即可回家

通常手术的切口是选在霰粒肿相对应的睑结膜面,手术不用缝线,术后也不遗留皮肤瘢痕。若是等到霰粒肿继发感染,从皮肤面溃破流脓,形成肉芽,那就只能从皮肤面做手术切口,术后可能会留有小瘢痕。霰粒肿继发感染时,需控制好炎症再进行手术处理。

(2) 防胜于治

希望大家都能做到饮食均衡、加强锻炼、勤洗手、不揉眼的好习惯,将麦粒肿、霰粒肿防患于未然。万一发现眼睑有不适，则需及早检查，及早诊治。

得了眼病并不可怕，关键是要早发现、早治疗，要勇敢面对现实，保持阳光、活泼、快乐！

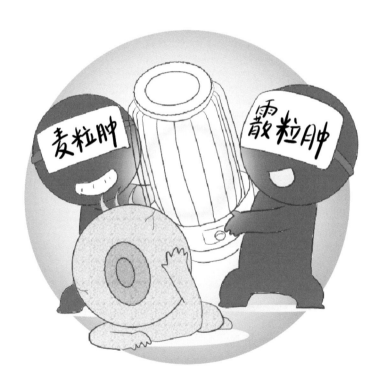

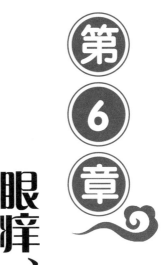

第6章

眼痒、眼干

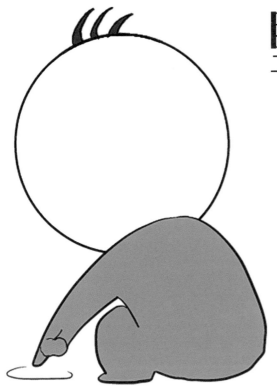

什么是过敏性结膜炎?

小彤家里最近养了一只小猫,热情的她约了同学小菲一起去她家玩。可第二天上学的时候,小菲在课上觉得眼睛很痒,便一直在揉,而且鼻子也痒,打喷嚏,流鼻水,没办法集中注意力听课。老师发现她的眼睛变得红红的,便赶紧让家长带她去医院检查。医生告诉她们,小菲的眼红、眼痒是过敏性结膜炎,是结膜对小猫的毛发过敏所造成的。

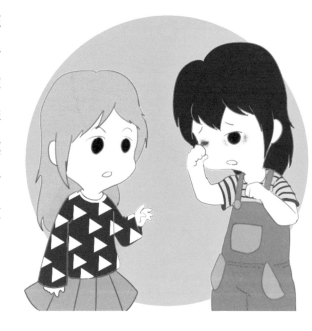

　　小菲又问医生，她的鼻子痒、打喷嚏是不是也是过敏呢？医生告诉她，鼻子的症状是过敏性鼻炎，也是过敏引起的。小菲属于"过敏性体质"，这种体质的人可以有多处的皮肤黏膜发生过敏症状，例如皮肤可有过敏性皮炎，鼻黏膜可有慢性鼻炎，胃肠道黏膜可有过敏性腹泻，气管的黏膜表现为过敏性咳嗽或哮喘，出现在眼结膜的敏感症状就是过敏性结膜炎。只是不同的人可能发生的部位和症状的轻重有所不同。

　　过敏性结膜炎的发病除了与体质有关外，与环境因素也有很大关系，眼结膜常会对环境中的一些过敏原发生过敏反应。常见的过敏原有花粉、清洁剂、动物毛发、空气粉尘等，不同的人的过敏原可能是不同的。可以去专业医院做过敏原测试，平时也可分析总结自己症状发作时的饮食起居季节及环境等因素，找出可疑的过敏原。避开过敏原是最为理想有效的预防手段。

得了过敏性结膜炎怎么办？

正在看病的时候，小菲眼痒又发作了，举起手来就要揉眼睛，医生马上制止她，告诉她当眼痒发作的时候千万不可以揉眼，防止用力过大损伤角膜和结膜，甚至发生感染。揉眼还会促进痒信号通道的传递，使眼痒更厉害。

医生拿出冰袋给小菲冷敷一下，很快就缓解了。医生告诉她，要缓解眼痒最简单、最快的办法是冷敷，可以使用冰块，也可以把备用的抗

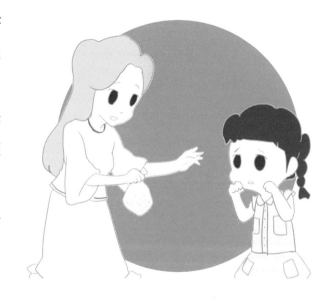

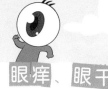
过敏滴眼液放冰箱冷藏后再点眼，这样就会很快减轻眼痒程度。医生又给小菲开了一些滴眼液，回去点了几天就好了。

过了一周，小菲回去复查，已经完全好了。小菲问医生，她的同学小明也有类似的眼痒，能否帮他开点药或者到外面药店买眼药水。

医生说，不可以的。有很多疾病都可以表现为眼痒（如睑缘炎，角结膜病等），而且过敏性结膜炎有时会影响眼球表面的泪膜稳定性，继发干眼。遇到这类情况，建议要尽快来医院让医生做专业的检查来诊断和鉴别诊断，以免延误病情。在诊断明确后医生会根据个体情况给出具体防治方案，才能更好地控制疾病。

医生还告诉小菲，切忌不要在不确定的情况下自行购买及随意使用滴眼液，一些滴眼液含有激素，可能会引起青光眼，甚至造成失明。

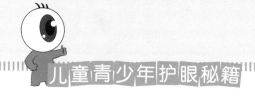

　　我们的眼睛很脆弱，用药的选择、剂量、浓度、用药时间长短都需要在医生的指导下使用。希望同学们都能珍惜爱护我们的眼睛，让眼睛明亮地为我们服务一辈子。

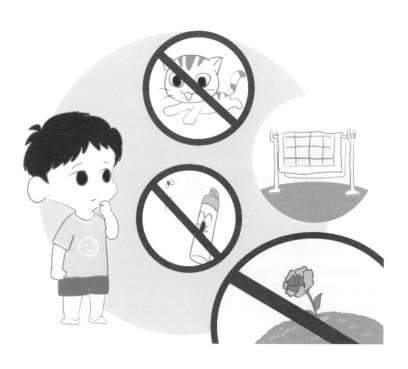

什么是干眼?

　　四年级的小丹最近沉迷上了一款手机游戏,对着屏幕一玩就是好几个小时。有一天,小丹突然发现自己看东西变得有点模糊,眼睛变得干涩和胀痛。妈妈知道后,带着她去眼科医院检查。结果发现,原来小丹得了"干眼"。

　　干眼,通俗来讲,就是眼睛表面的泪水不足,引起眼睛干涩等不适症状。目前,成年人干眼的诊断及治疗手段已相对完善,儿童青少年却常常因其难以准确描述眼部不适症状而延误诊断与治疗,随着干眼加重可能会导致眼表组织损害,影响视功能,所以对于儿童青少年这一类特殊人群的干眼诊断与治疗应引起眼科医生及家长足够的重视。

引起儿童青少年干眼的因素很多，大致总结为以下几点。

①随着电脑、手机等视频终端使用的快速普及，儿童长时间使用电子屏幕，眨眼频率减少，从而出现眼干、酸胀、暂时性视物模糊、眼痛等。

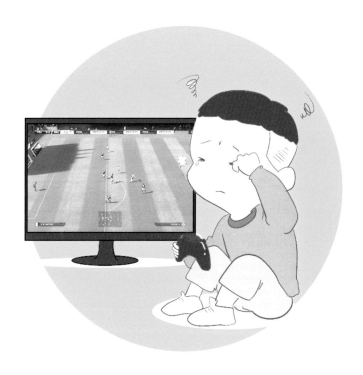

②过敏性结膜炎可以破坏眼表泪膜的稳定性，从而造成干眼。

③睑缘炎是指眼皮边缘（睑缘）表面、睫毛毛囊及腺体的炎症，患儿表现为眼皮局部瘙痒、发红、分泌物增多、眼干等。

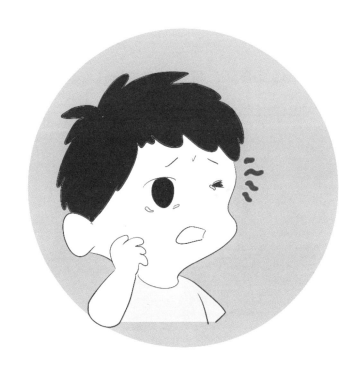

④麦粒肿和霰粒肿可引起眼皮内腺体功能受损，导致泪水中的脂质分泌异常，从而造成干眼的发生。

⑤屈光不正，包括近视、远视、散光。屈光不正未进行矫正可引起视疲劳，患儿可出现频繁眨眼、眼干、暂时性视物模糊、流泪，严重者会出现眼周疼痛。

⑥干燥综合征、药物引起多形性红斑等全身性疾病也会引发干眼。

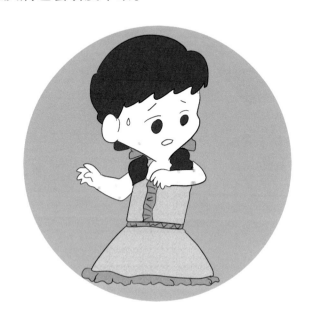

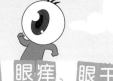

⑦维生素 A 缺乏会导致角膜结膜上皮异常，可引起眼睛干涩、易疲劳等，可能与儿童偏食、挑食、消化道疾病等有关。

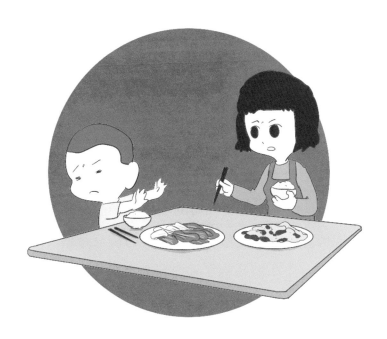

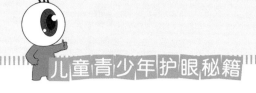

儿童干眼如何治疗？

（1）对因治疗是关键措施，去除可能诱发干眼的危险因素。

（2）调整儿童生活和学习习惯，控制电脑、手机的使用时间，鼓励儿童多参加户外活动。

（3）均衡饮食，不挑食，不偏食。

（4）当通过改善周围环境、调整生活习惯后无明显改善和缓解，需尽早到医院就诊治疗。

经过医生的检查，小丹没有其他疾病，干眼就是由于长时间使用电子产品所引起的。医生教育了小丹要注意用眼卫生，避免长时间使用电子产品，又给他开了一些人工泪液，用了2周后，小丹的眼睛干涩和胀痛症状消失了。

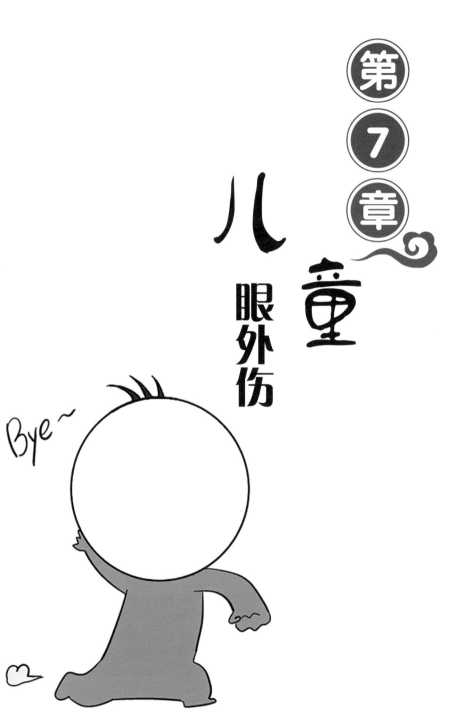

第7章
眼外伤

眼球穿通伤

小兰妈妈给她买了一本立体手工的书，还买了两把剪刀，一把尖端是钝的儿童剪刀，一把尖端是尖的普通剪刀，并嘱咐小兰要用儿童剪刀，然后就去煮饭了。

小兰很开心地做起手工，当看到中间的图形很可爱，又不想先剪靠近边缘的，于是她把纸放在剪刀上，剪刀往上一顶，纸

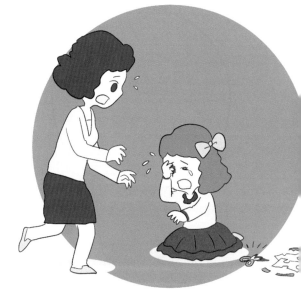

还是没有破，于是她换成普通的剪刀，没想到用劲戳到眼睛，小兰的眼睛立马流血、看不见了。

小兰的爸爸妈妈赶紧把她送到医院，医生检查后跟他们解释说小兰的右眼球破了，必须赶紧手术修复，不然细菌会在眼球里面生长。

眼球破了医学上称为眼球穿通伤，通常是锐性器械（如剪刀、铅笔、螺丝刀、绣花针等）引起的。眼球穿通伤可以造成角膜、巩膜的伤口，造成虹膜脱出、外伤性白内障、视网膜脱离等问题。穿通伤还可能把外面的细菌带进眼球里面的各个角落繁殖生长，造成眼内化脓，严重损伤视力。

经过医生的手术，小兰的视力恢复了一点，但是由于伤口位于角膜的中央，愈合后的瘢痕影响了视力，因此小兰的眼睛无法恢复到正常的视力，所以家长一定要把危险的物品收好，并且要教育好小朋友不要玩危险的物品。一旦发生眼外伤，要尽快到医院就诊。

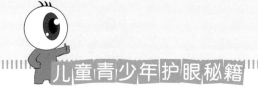

眼化学伤

　　妈妈买了饼干回来，可好吃了。小玉吃完饼干后，发现盒子里还有一小袋东西，不知道是什么。于是她拿起了剪刀，把这个袋子剪开，发现里面有一些粉末，像洗衣粉一样。刚好她的小手帕脏了，于是她就拿这袋"洗衣粉"要去洗手帕。没想到刚刚把"洗衣粉"倒入水里的时候，水沸腾起来，还溅到了眼睛，一下子眼睛很痛，没有办法睁开。小玉一下子哭了起来，妈妈立刻把小玉带到医院看医生，医生一听，赶紧先给小玉冲洗眼睛，清洗了 15 分钟再检查。医生说，小玉的眼睛是被化学物品烧伤了，比较严重，要住院用药物治疗，必要时还可能需要手术。

　　原来那袋"洗衣粉"实际上是干燥剂，主要

成分是氧化钙，遇水后变成氢氧化钙，释放大量的热量。氢氧化钙是强碱，对眼睛有很强的腐蚀性，会造成角膜、结膜的坏死，甚至失明。

不仅仅是干燥剂，其他的酸或碱性化学品溅入眼睛都可能造成化学伤（如肥皂水、清洗剂、石灰等）。家里一定要注意收好这些东西，不要让孩子接触到。一旦发生化学品进入眼睛，首先要做的不是送到医院，而是应该立即用大量清水冲洗眼睛，至少要冲洗 15 ~ 30 分钟，然后再到医院就诊，这样能够最大限度减少和眼睛接触的化学品的量，减轻对眼睛的伤害。

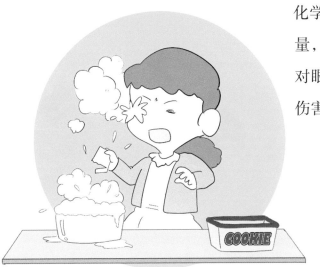

眼爆炸伤

希希和小伙伴们在放烟花，前面两个烟花很漂亮，于是点燃第3个烟花，然后往后退，但是等了一会儿没有反应，于是希希往前去看究竟。突然一道火光往上喷，希希来不及躲闪，等他哭着转身时，小伙伴们看到希希双眼又红又肿，完全睁不开，睫毛、眉毛及前面的头发有点烧焦了。

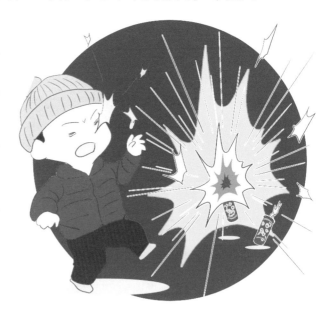

爸爸妈妈赶紧把希希带去医院看。医生检查后说，希希的情况比较严重，除了眼睑皮肤轻微烧伤外，眼球表面有很多细小的黑色异物，有一个异物已经进入眼睛里面，必须尽快手术取出异物，并修补眼睛的伤口。

爆炸伤其实是多种性质的伤的混合，爆炸产生的冲击波会造成眼钝挫伤，一些异物可能会穿入眼内，造成穿通伤和眼内异物，爆炸物中可能还有化学品造成化学伤，爆炸产生的热量会造成热烧伤。爆炸伤的严重程度不一，轻微的爆炸伤（如眼球的表皮损伤），经过治疗可完全修复，严重的话会导致眼球永久性失明。

小朋友们，烟花爆竹是危险品，会造成眼睛的严重损害。很多城市都已经严禁烟花爆竹，我们应该遵守规定，爱护自己的眼睛免受伤害。

电光性眼炎

　　前段时间流行性感冒爆发，大家都很担心，幼儿园的园长怕小朋友受到传染，于是就给教室安装了紫外线灯，可以消毒，预防流感传播。

　　有一天，刘老师一早在给小朋友上课，上了一半发现昨晚教室的紫外线灯没有关，于是赶紧关上，并询问大家有没有什么不舒服，大家都说没有。

　　到了下午刘老师和部分学生出现双眼异物感、刺痛、畏光、流泪和眼红。刘老师和家长们很紧张，马上把大家送到医院检查。医生检查后，跟他们解释说，这叫电光性眼炎，但不用太紧张，只是角膜的上皮出现点状缺损，用些消炎眼药水和人工泪液，过一两天就会好。

电光性眼炎主要是由于紫外线对角膜上皮的破坏，造成了角膜上皮点状脱落。角膜上有丰富的神经末梢，非常敏感，角膜上皮脱落会造成异物感、刺痛、畏光、流泪和眼红等症状，但是幸运的是，角膜上皮的再生能力也非常好，一般来说一两天就能修复脱落的部位，症状会消失，而且不会遗留后遗症。

听了医生的解释，大家才放心下来。如果家里、教室里有安装紫外线灯，一定要注意操作规范，不能长时间在紫外线灯下活动，避免眼睛的灼伤。

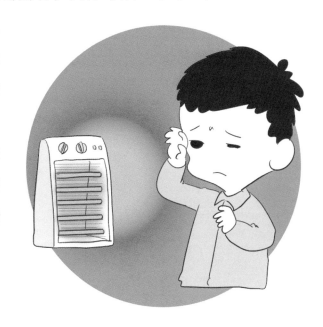

眼球钝挫伤

小明看到玩具店有一款带圆形塑料子弹的玩具手枪，于是用自己攒下的零花钱买了一把，然后兴高采烈地拿着玩具手枪到处寻找射击目标。他正摆好姿势瞄准一片树叶，邻居小强好奇地走到他前面正好挡住树叶，想看看他在干什么。小明来不及改变射击方向，结果塑料子弹飞了出去并打在了小强的右眼上。

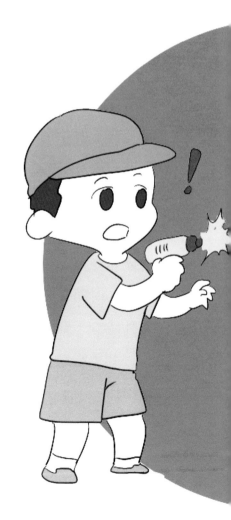

小强觉得右眼一开始疼痛，之后看东西渐渐模糊了。小强的爸爸妈妈赶紧带着小强到眼科医院看急诊。医生检查后诊断为"右眼钝挫伤，右眼前房积血"，并且跟他们解释说这是因为眼球里面的小血管破了引起的眼内出血，血液挡住了他的视线。

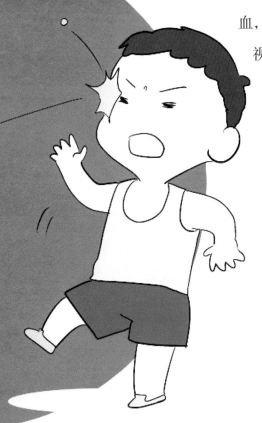

　　什么是眼球钝挫伤？顾名思义，就是钝性的物体作用于眼球上引起各种眼球结构的损伤，如玩具子弹、羽毛球、足球、篮球等。这种外伤的特点是外力可以被传递到眼球的各个组织，造成眼球内各种组织的损伤，包括角膜、虹膜、晶状体、视网膜、视神经等结构都可能受到损伤。眼球钝挫伤还可以引起前房积血、玻璃体积血等，以及造成青光眼。

　　所幸的是经过医生的治疗后，小强的前房积血消失了，经过检查，没有其他结构的损伤，小强的视力又恢复了。医生告诉小明和小强，以后玩耍的时候要注意，不要损伤到眼睛，要是视网膜、视神经等结构受到损伤可能造成视力损害，如果外力太大，还可能造成眼球破裂，可能会引起视力的严重下降，而且很难恢复。听了医生的话，小明和小强都表示以后玩耍的时候不会有危险的动作。

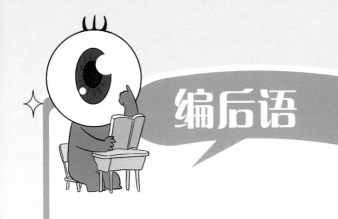

编后语

　　眼睛是心灵的窗户。我们通过眼睛去认识这个世界，去获取外面的信息，眼睛对于我们的学习、生活、工作都是非常重要的。眼睛也是非常精致、脆弱的器官，很多种疾病都可能会影响眼睛的健康。

　　随着生活方式的改变，很多小朋友都得了近视眼，我们要注意用眼卫生，减少使用电子产品，多做户外活动，没有近视的要预防近视，有近视的要按照医生的医嘱采用各种措施控制近视的加深。

　　斜视和弱视也是常见的眼病，要早发现，早治疗，避免太长时间得不到矫正引起视力恢复不良。麦粒肿、霰粒肿、过敏性结膜炎和干眼会引起眼睛不舒服，及时就诊和治疗可以减轻这些眼病的损害。

儿童青少年也是眼外伤的危险人群，家庭的一些危险物品、游戏和体育运动都可能会造成眼睛的外伤，预防眼外伤的发生是关键。

爱护眼睛要从小做起，让我们学习科学正确的爱眼、护眼知识，保护好我们的眼睛，一起用明亮的眼睛探索这个美妙的世界吧！

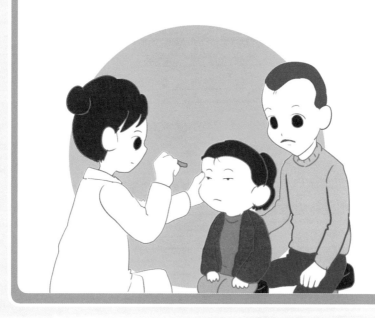